LE CANCER

SON REMÈDE CURATIF

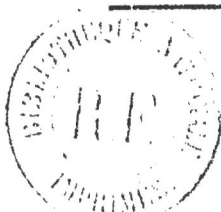

PAR

l'Abbé Aristide DUPUY

Ancien professeur de Chimie

~~~~

— UN FRANC —

~~~~

Aux bureaux du "SEMEUR"

Rue Eugène Ténot, TARBES

Le Cancer

SON REMÈDE CURATIF

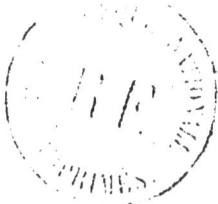

PAR

l'Abbé Aristide DUPUY

Ancien professeur de Chimie

— UN FRANC —

(TOUS DROITS RÉSERVÉS)

Aux bureaux du "SEMEUR"
Rue Eugène Ténot, TARBES

AVERTISSEMENT

---·•·---

Ces quelques pages, écrites à la hâte, n'ont pour objet que de répondre à l'impatience des amis qui voudraient me voir publier déjà une étude complète sur les maladies cancéreuses, et à celle des malades, qui attendent l'ouverture de la clinique anti-cancéreuse du curé-guérisseur.

Patience ! Le livre n'est pas fait encore. La clinique n'existe qu'à l'état de projet : mais les malades peuvent se présenter dès aujourd'hui. Ils seront soignés selon ma méthode. Ils pourront, quand ils voudront, faire l'essai de mon traitement.

A. D.

LE CANCER

SON REMÈDE CURATIF

Aujourd'hui, comme il y a cent ans, le cancer est encore une maladie aussi terrible que mystérieuse.

En dépit de tous les progrès réalisés dans les sciences médicales et de tous les perfectionnements apportés à l'art de guérir, le cancer tue, chaque année, dans la seule ville de Paris, 4000 personnes, sans compter les cas nombreux qui restent ignorés et ne figurent dans aucune statistique.

Cependant la littérature médicale publie, à tout instant, quelques nouveaux détails et péripéties de cette lutte séculaire contre le cancer, qui dure toujours avec si peu de succès pour les médecins, tandis que la presse politique ne cesse de signaler la menace croissante du péril cancéreux.

Et le mal cruel devient, semble-t-il, plus redoutable, à mesure qu'on le combat plus énergiquement.

Quels ne furent pas la confiance et l'enthousiasme qui présidèrent à la fondation, en 1891, de la

Ligue de Verneuil contre le cancer ! Cette ligue fut aussi éphémère qu'inutile.

La « *Revue des maladies cancéreuses* » parut en 1895 et disparut en 1901, sans avoir servi à rien.

En novembre 1906, une nouvelle ligue contre le cancer a été fondée, la *Ligue Poirier*.

Tout semblait promettre, à cette dernière entreprise, une longue vie et d'éclatants succès. Nul, en effet, ne paraissait alors mieux qualifié que Poirier pour dire au cancer : « Ero mors tua. » Mais hélas ! A peine au début de ce nouveau duel, entre la science et le cancer, c'est Poirier qui *a été tué*, et le cancer n'est pas encore vaincu.

Qu'est-ce donc que le cancer ?

Le cancer est-il guérissable ?

Voici comment cette double question s'est précisée dans mon esprit, et ce que je crois avoir fait pour la résoudre.

—o—

D'après une conception très ancienne, et qui, de nos jours encore, a ses partisans, le cancer devrait être considéré comme une maladie organique commençant par l'altération latente des propriétés vitales et finissant par la destruction complète du tissu des organes. C'est la *théorie de la dégénérescence et de la carie des tissus*.

Elle est contredite par l'évidence de ce fait constaté partout où il y a eu des cancéreux :

Le cancer est d'autant plus virulent, et sa marche d'autant plus rapide, que le sujet qui en est atteint, est en pleine possession de sa force et de sa vigueur.

Ce même fait détruit également toute l'argumentation de ceux qui essaient vainement de démontrer que le cancer est une *maladie constitutionnelle, une dyscrasie,* dont le néoplasme serait le résultat et non la cause. S'il en était comme ils croient, on ne verrait pas le cancer se montrer si souvent sous la forme chronique, dans la vieillesse, et mettre jusqu'à vingt ans à parcourir ses périodes, tandis que, maladie plutôt aiguë, dans l'âge adulte, et surtout dans la jeunesse, ils se présente avec tous ses caractères d'activité et de destruction.

—o—

La *Théorie de la diathèse* ne méritera d'être examinée et discutée que le jour où la diathèse aura été définie avec précision. En quoi consiste la diathèse cancéreuse ? Nous attendrons qu'on nous le dise.

Le docteur Spude (de Friedland) explique l'origine du cancer en disant que « des groupes de cellules altérés biologiquement par une cause occasionnelle, attirent certains produits spécifiques intravasculaires, cause d'irritation et d'usure illimitée des tissus ». Cette hypothèse est gratuite et assez vague pour échapper à toute discussion.

—o—

La *théorie de l'origine fœtale* est ainsi exposée par M. G. Roger :

« Les néoplasmes seraient dûs à des enclavements pendant la période embryonnaire. Plus tard, la résistance des tissus voisins venant à diminuer, les cellules ectopiées se mettraient à proliférer et se développeraient d'une façon exubérante. »

« Plusieurs objections, » dit-il, peuvent être faites à cette conception. Elle nécessite d'abord deux hypothèses : l'enclavement cellulaire, la faiblesse des tissus. »

J'ajoute qu'elle a tous les mêmes défauts que les précédentes.

M. le professeur Debove, résume ainsi la *théorie de l'anarchie cellulaire* :

« Tout notre organisme se compose d'une série de cellules ; ces cellules sont des organismes vivants ayant une existence individuelle et une existence collective. A ce dernier point de vue, ils sont soumis à une régulation commune, ils reçoivent les ordres d'une sorte de pouvoir central, qui, dans le cas particulier, ne peut être que le système nerveux, régulateur de la nutrition. Supposez, qu'à un moment donné, les cellules cessent d'obéir au pouvoir central, qu'elles soient anarchistes et se développent sans s'inquiéter de ce qu'il adviendra de l'organisme qui les porte et dont elles se nourrissent. »

« Ces cellules pourraient être détruites par les cellules voisines, par les macrophages : mais supposez qu'elles aient la force de résister ou que, par débilitation de l'organisme, la police soit mal faite et la force des macrophages insuffisante, ces cellules se développeront comme de véritables parasites ; elles seront les cellules du cancer. »

M. Debove, lui-même, nous dit que cette théorie,

n'est qu'une hypothèse destinée à relier les faits, et qu'il s'agit simplement, en pareilles circonstances, d'une façon de concevoir les choses, qui peut être plus ou moins ingénieuse, mais qu'il faut bien se garder de prendre pour la vérité. »

La *théorie Karyogamique* suppose, comme la précédente, que la cause du cancer « n'est autre qu'une cellule normale des tissus devenue anarchiste, » selon l'expression de M. Hallion, directeur-adjoint du Laboratoire de Physiologie Pathologique au collège de France. Mais, à cette hypothèse il en ajoute une autre, pour la compléter, celle de la « fécondation réciproque de deux cellules de même espèce au sein d'un tissu, » fécondation nécessaire pour expliquer la fougue de prolifération de la cellule cancéreuse.

M. Louis Dor, Chef de laboratoire à la Faculté de Lyon, croit, comme Schleich, J. Roux et Hallion, « que la fécondation d'une cellule par une autre est la cause de la prolifération des cellules néoplasiques. « Mais la fécondation offre précisément ce caractère », dit-il, « que la pullulation des cellules cancéreuses est illimitée. » C'est pourquoi il prétend que la *théorie Karyogamique* pure ne peut expliquer « que la genèse des néoplasies bénignes, et non celle des néoplasies malignes. »

« Il y a, dans le cancer, » poursuit-il, « un phénomène beaucoup plus curieux encore que la prolifération cellulaire : c'est la non-disparition des cellules. »

« Il y a donc, dans le cancer, non seulement à envisager l'hyperproduction des cellules, mais encore et surtout la non-cytolyse des cellules. »

« Je conclus que nous connaîtrons la cause du cancer quand nous saurons pourquoi les cellules ne se détruisent pas et qu'il est beaucoup moins important de savoir pourquoi elles se produisent. »

—o—

Les allemands Von Dungern et Werner, dans un livre récent analysé par M. Hallion (Presse Médicale, mercredi 26 juin 1907), exposent une nouvelle théorie de l'origine du cancer, Elle est entièrement basée sur les idées soutenues par C. W. Cathcart (d'Edimbourg).

Cathcart prétend démontrer qu'il n'y a aucune limite tranchée entre les tumeurs bénignes, et les tumeurs malignes ; que les tumeurs malignes et bénignes sont essentiellement semblables, et qu'en ce qui concerne l'étiologie des tumeurs, aucune théorie n'est soutenable, si elle ne s'applique à la fois aux tumeurs bénignes et aux tumeurs malignes.

Von Dungern et Werner considèrent donc chaque cellule comme pourvue d'un *frein modérateur de la croissance*, c'est-à-dire, de parties ayant pour fonction d'arrêter ou de retarder la croissance de cette cellule. Une excitation quelconque, qui vient affaiblir ou détruire ce frein naturel, provoquera une prolifération anormale et désordonnée, cause de toutes les tumeurs. Et les tumeurs seront bénignes toutes les fois que les forces frénatrices n'auront été qu'affaiblies, mais toujours malignes, quand le frein intra-cellulaire aura été tout à fait détruit.

La conception de ces bons allemands serait très ingénieuse, si elle n'était absurde. Elle suppose qu'il n'y a que des tumeurs *homœomorphes*. Et dans leur hypothèse, en effet, la cellule-mère, quelque effrénée que soit la prolifération, aurait beau se multiplier, pour produire un néoplasme, elle ne pourrait engendrer que des cellules semblables entre elles. formant une *tumeur homœomorphe.* Or il y a aussi des *tumeurs hétéromorphes*, contenant des éléments étrangers. Ce sont les seules qui possèdent une tendance prononcée à repulluler sur place ou dans d'autres parties de l'organisme. Et les tumeurs malignes proprement dites sont *hétéromorphes*.

La théorie allemande du *frein modérateur* n'explique donc pas pourquoi et comment il y a des tumeurs malignes des cancers.

—o—

M. Doyen suit une méthode plus scientifique. Avec lui, la question de la nature du cancer se pose sur le terrain des faits, des réalités.

Il affirme que le cancer est une maladie parasitaire et que le parasite est connu, qu'il peut le montrer.

Son microbe pathogène, son *micrococcus néofor. mans*, est un parasite intra-cellulaire ; il vit dans l'intérieur des cellules ; il se présente sous la forme d'un petit corps rond. Chaque cellule cancéreuse contient un certain nombre de ces petits corps globuleux. Quand les cellules viennent à proliférer, quand elles se multiplient par segmentation, les petits corps ronds se multiplient de leur côté, « et comme ils se trouvent disséminés dans toute l'étendue de la cellule-mère, on les retrouve, après division, dans chacune des cellules-filles. »

« Le microbe devient ainsi le parasite de chaque cellule-fille et de toutes celles qui en dérivent. »

Un congrès médical se prépare à Paris ; et l'Académie de Médecine a promis d'élucider prochainement la question de l'existence du *micrococcus néoformans* et de son rôle pathogénique.

En attendant que les illustres confrères de M. Doyen daignent se prononcer, je crois pouvoir affirmer que le cancer est une maladie parasitaire.

Je n'ai point vu le parasite. Mais j'ai constaté des faits qui prouvent son existence. Et je dirai, plus tard, quelles expériences personnelles me les ont révélés.

—o—

Quelle que soit la nature du cancer, l'important serait de connaître le remède.

Mais n'est-il pas introuvable, ce remède que l'on cherche en vain, depuis au moins trois mille ans ?

Isaïe ne le connaissait pas quand il fut appelé auprès du roi Ezéchias atteint de ce mal mortel (Ægrotavit ad mortem). Après examen du sujet, il ne peut qu'exprimer au royal cancéreux le pronostic fatal : « Morieris et non vives. » Mais voilà que le ciel aussitôt inspira au Prophète, l'idée d'appliquer sur la tumeur ulcérée, un cataplasme de figues. Cette application fut faite (cataplasmaverunt). Et le troisième jour, le Roi, complètement guéri, se rendit au Temple pour y remercier le Seigneur.

La guérison est évidemment miraculeuse : la prière et les larmes d'Ezéchias opérèrent cette merveille.

Néanmoins les guérisseurs ont retenu et vulgarisé la recette divine, sans avoir tous peut-être, dans l'efficacité naturelle du topique, une confiance absolue.

Toujours est-il que, dans les anciens recueils de « Secrets merveilleux » et de recettes diverses, « *le laict de figuier* » occupe une place honorable, entre la « *poudre de crapaux* » et « *la litarge d'Or.* »

—o—

A vrai dire, la thérapeutique du cancer, depuis le temps d'Isaïe jusqu'aux découvertes de Louis Pasteur, n'a pu réaliser aucun progrès important, basée qu'elle fut toujours sur la fausse *théorie de la dégénérescence.*

Il devait en être, pour le traitement du cancer, comme pour celui de la gale. Et cette comparaison nous permettra d'apprécier combien a été nuisible, à l'art de guérir, l'admission, par les médecins, au nombre des vérités démontrées, de cette fausse et gratuite hypothèse de la dégénérescence.

Voici donc comment on expliquait l'origine de la gale :

« Toutes les éruptions psoriques sont produites par le croupissement de l'humeur de la transpiration, retenue en congestion dans les vaisseaux excrétoires de la peau, dont elle ulcère enfin les extrémités et forme, par là, les maladies contagieuses auxquelles cette partie est sujette. La crasse que la transpiration amasse sur le linge et sur les vêtements qui touchent immédiatement la peau, et qui produit si souvent la gale et la gratelle, surtout dans les grands hôpitaux où on admet des malades de toute espèce, prouve assez que le simple croupissement de cette humeur

peut être seul la cause des maladies de la peau. »
(Hévin, Cours de Pathologie et de Thérapeutique
Chirurgicales. — 1793.)

Cette explication était, pour la généralité des médecins, d'une évidence incontestable.

Partant de là, ils se sont préoccupés uniquement
de purifier les humeurs, de faciliter leur circulation
et leur évacuation, et de combattre les congestions
dans les vaisseaux excrétoires.

Et voici comment on traitait la gale :

« Les moyens de combattre la gale », dit Hévin,
consistent dans le régime et dans l'administration mé-
thodique des remèdes, tant extérieurs que topiques,
indiqués par la nature et les causes de la maladie.
Le régime doit dans tous les temps, être humec-
tant et adoucissant ; il faut proscrire les aliments sa-
lés et épicés, et les liqueurs vineuses et fermentées
qui peuvent porter de l'acrimonie dans les humeurs.
Les bouillons de veau et de poulet, les viandes blan-
ches bouillies ou rôties, et les farineux avec l'eau pour
boisson ordinaire, sont les plus convenables en ces
circonstances. La saignée n'est pas toujours nécessaire dans le traitement de la gale ; mais elle ne doit
pas être négligée dans les sujets pléthoriques, et dans
le cas de la suppression de quelque évacuation de
sang périodique ou habituelle. Mais les purgatifs
doivent être plus ou moins fréquents, dans tout le
cours de la maladie et même dans les suites du traitement, afin de débarrasser les premières voies des
sucs vicieux qui pourraient repasser dans le sang, et
entretenir la maladie. Les bains domestiques sont

bien indiqués dans la cure des gales sèches avec pru-
rit et aridité de la peau, familières aux vieillards ; on
y joint même utilement l'eau de son ou le lait de va-
che... »

« Après ces préparations, il faut administrer, aux
malades, les médicaments intérieurs propres à dépu-
rer et adoucir l'acrimonie des humeurs, et à entrainer
les sucs vicieux par les différents sécrétoires. On
prescrit utilement des bouillons ou apozèmes faits
avec la racine de patience sauvage et d'*énula cam-
pana*, les feuilles de chicorée amère, de petite cen-
taurée et de cerfeuil, aiguisées de quelque sel neutre
ou essentiel. On donne aussi familièrement les sucs
exprimés et épurés de fumeterre, de buglose et de
pissenlit, depuis deux onces jusqu'à six, étendu dans
le petit lait clarifié qu'on fait continuer longtemps, en
y entremêlant des purgatifs de fois à autre. »

Dans l'hypothèse de la *dégénérescence des humeurs*,
ce traitement était absolument parfait et rationnel ; il
devait guérir toutes sortes de gale.

Cette page d'Hévin est admirable de science, de
sagesse et de bon sens.

Et cependant tout cela a été avantageusement remplacé, par un simple bain sulfureux, depuis que l'é-
tudiant Renucci, élève d'Alibert, découvrit, en 1834,
le petit animal parasite, auteur de tous les méfaits
psoriques, imputés à tort, jusque-là, aux humeurs dé-
générées et déprovées !

Il en a été ainsi pour la thérapeutique du cancer.

—o—

La cause et la nature de la maladie restant ignoréos, l'*indicant* étant méconnu, l'*indication* ne pouvait être rationnelle. Elle est restée empirique.

L'origine du cancer, selon l'ancienne théorie de la dégénérescence, serait celle-ci :

« Cette maladie succède tantôt à une inflammation aigüe ou chronique, et tantôt elle naît sur une tumeur indolente et plus ou moins ancienne appelée squirre».

« Lorsque le cancer se déclare, la sensibilité augmente et se réveille dans la partie, les douleurs deviennent lancinantes, le sommeil se trouble : tout annonce la dégénérescence cancéreuse, qu'il y ait ou non ulcération de la peau. » (Le Gouas. Nouveaux Principes de Chirurgie. 1822)

Il n'y a donc tumeur maligne, cancer, qu'à compter du moment où l'ulcération se produit ou du moins se prépare.

Le cancer n'est pas diagnostiqué plus tôt.

Le chirurgien espérant toujours voir l'inflammation disparaître, le squirre rester stationnaire et tout à fait indolent, a recours aux émollients et aux résolutifs. Et, quand le squirre commence à devenir douloureux, il ne désespère pas encore d'empêcher la dégénérescence et de combattre la douleur. Il associe alors les narcotiques aux émollients ; il établit des points de dérivation, 1° sur le canal digestif, en purgeant avec les mercuriaux ; 2° sur la peau, par les bains, les frictions sèches, les exutoires. Il prescrit un régime doux et végétal.

Cependant il est attentif à ce qui se passe, constate les changements qu'éprouve la maladie ; mais il veut savoir et s'assurer qu'elle fait des progrès, avant de recourir à l'opération, lorsqu'elle est encore praticable. Souvent même il se contentera d'employer le feu, les caustiques et toutes sortes d'irritants dans le but de détruire le cancer.

Cela explique pourquoi les cas de guérison sont si rares.

Cela explique également pourquoi, dans le cours des siècles, tant de guérisseurs et d'empiriques, se rendant compte de l'insuffisance de la méthode classique, ont probablement soupçonné qu'elle reposait sur de faux principes, quant à l'origine et à la nature du cancer, et que l'ulcère rongeant pouvait n'être qu'un nid de parasites corrupteurs et destructeurs des tissus.

De là, je crois, cette multitude de caustiques, de narcotiques et de poisons dont on a usé contre le mystérieux et féroce ennemi : opium, belladone, jusquiame, datura, ciguë, euphorbe, aconit, laurier-cerise, acétate de cuivre, iode, arsenic, acide sulfurique, acide chlorhydrique, chélidoine, potasse caustique, nitrate d'argent etc... tous remèdes restés à peu près inutiles en tant que moyens curatifs.

C'est à ce point que Pourteau, de Lyon, a prétendu que l'eau pure valait mieux, et que l'anglais William Lambe conseillait de donner, aux cancéreux, pour toute nourriture et pour tout remède de l'eau distillée.

La vérité est qu'autrefois, sauf l'emploi du feu et des caustiques, dont l'usage ne peut être permis que dans le cancer superficiel et peu étendu, l'opération, lorsqu'elle est praticable, était l'unique moyen de

sauver le cancéreux. Mais on connaissait d'innom-
brables palliatifs, et on savait bien s'en servir.

—o—

Les praticiens d'aujourd'hui sont-ils mieux armés
contre le mal ? Ont-ils de nouveaux moyens, plus
puissants et plus efficaces pour le vaincre ?

Ils ont les rayons X, les ferments, les sérums, les
vaccins bactériens.

Au sujet de la radiothérapie, on a dit et répété que
le traitement par les rayons X, est indiqué dans les
cancers tout à fait superficiels, dans les cancers de la
peau. Mais on a dit aussi et reconnu que ce traitement a ses dangers : il peut aggraver le mal, au lieu
de le guérir, faire apparaître des ganglions ou aug-
menter ceux qui existaient, transformer l'ulcère épi-
théliomateux en ulcère de Rœntgen, précipiter la généralisation et amener, en quelques semaines, la mort
des malades devenus cachectiques.

Le traitement par les rayons X reste limité aux
seuls épithéliomas superficiels. Et encore cite-t-on
des cas où ils n'ont pu détruire l'intégrité du néoplasme. On a vu des cellules néoplasiques mises en liber-
té dans la profondeur, par les rayons X ; et ainsi
s'explique la généralisation. Le remède alors devient
pire que le mal.

Le *ferment protéolitique* des allemands Von Ley-
den et Bergell n'a pas eu plus de succès que la *can-
croïne d'Adamkiéwicz*. Sa préparation est longue et
difficile ; sa composition, incertaine ; son action, in-
connue. Il n'est pas un remède sérieux et pratique.

Le vaccin de MM. C. Jacobs et V. Geets, constitué

par des cultures riches en éléments microbiens tués à 60° et dosés par la méthode de Wright, n'a pas même obtenu, jusqu'ici, l'approbation de l'Académie royale de médecine de Belgique.

En résumé, dans l'état actuel de la thérapeutique cancéreuse, c'est encore l'exérèse sanglante qui conserve la plupart des indications. Et celle-ci n'aboutit à la guérison qu'autant que l'opération est précoce, et l'extirpation de la tumeur, complète.

Il y a donc trop de cancers inguérissables.

Préoccupé de cette triste constatation et convaincu de la nature parasitaire du cancer, je me suis dit à moi-même, qu'en dehors des sérums et des vaccins, il n'était peut-être pas impossible de trouver une substance dont le contact, sans danger pour le malade, fut mortel au protozoaire malfaisant qui résiste à tant de violents poisons ; j'ai espéré qu'une telle substance deviendrait le remède tant désiré du cancer, dès qu'on aurait réussi à l'introduire dans la lymphe, dans le sang, dans la profondeur des tissus, comme dans le corps du néoplasme.

C'est ce remède que je crois avoir trouvé.

AUX MALADES

Oui j'ai donc trouvé un remède du cancer ; sera-ce le remède cherché, le remède idéal ? Je n'ose encore l'affirmer.

Mais, après expériences faites, voici ce que je considère comme démontré

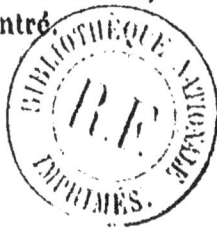

Mon remède est indiqué dans tous les cas de cancers extérieurs qu'il guérira, sans le secours d'aucun autre moyen thérapeutique.

Il est indiqué encore dans tous les cancers situés dans les cavités naturelles facilement accessibles, comme l'utérus et le rectum.

Son action consiste d'abord à mortifier le néoplasme, et ensuite à désorganiser et à vider la tumeur.

Cette action, on peut la rendre, à volonté, vive, violente, brutale, lorsque le temps presse et que la tumeur n'est pas mal située, ou, au contraire, douce, lente, insensible, dans le voisinage des organes trop délicats.

Dès le premier jour du traitement, la douleur s'apaise, la mauvaise odeur disparaît ; il n'y a plus de véritable suppuration cancéreuse : le mal est enrayé.

A ce moment aussi cesse tout danger de transmission par contact.

Le malade se sent revivre ; il se remet à espérer.

Appliqué par un médecin, mon spécifique est sans danger ni inconvénient.

Il ne peut, en aucun cas, provoquer la moindre aggravation du mal.

Si énergique contre les néoplasmes malins, il ne peut altérer aucun tissu normal.

Cela fait qu'il serait très utile, même s'il ne guérissait pas.

De plus, il favorise la réparation au lieu de la retarder. Il s'emploie, en bains, en compresses, en injections. J'espère pouvoir le donner bientôt en boisson.

Quand la tumeur est ulcérée, même depuis longtemps inopérable, il n'agit que plus vite et plus sûrement.

On voit alors la tumeur primitive et toutes les tumeurs secondaires, s'il y en a, décroître peu à peu jusqu'à la complète destruction du néoplasme.

Et dès que sur un point quelconque, le tissu cancéreux a complètement disparu, les chairs bourgeonnent et la réparation se fait, à l'abri du *pus louable* qui a remplacé le pus cancéreux. Et cela continue jusqu'à la guérison.

Ce sont là des observations très intéressantes, quand on peut les faire, comme j'en ai eu plusieurs fois l'occasion, sur un cancer du sein ou, pour mieux dire, sur un ulcère caverneux du sein formant un vide de plusieurs centaines de centimètres cubes.

— Mais alors, me direz-vous, votre remède guérit tous les cancers ?

Non. Il y a des cancers inguérissables auxquels il serait insensé de chercher un remède curatif. Ce sont d'abord tous les cancers accompagnés de cachexie réelle et complète.

Dans tous ces cas, mon remède, il est vrai, peut encore détruire le cancer : mais aucune réparation ne se fera. La réparation est devenue absolument impossible du moment où le sang s'est trouvé si pauvre et si impur qu'il ne peut plus fournir les matériaux nécessaires.

A cet égard, je puis citer une expérience remarquable et tout à fait concluante.

Trois ans après avoir été opéré d'un cancer de la langue, un homme de 56 ans était porteur d'une énorme tumeur cancéreuse s'étendant sur toute la longueur du maxillaire inférieur, côté droit, depuis l'éminence mentonnière, jusqu'à l'apophyse coronoïde, avec des tumeurs secondaires au-delà. Cette tumeur dont le tissu néoplasique s'était substitué aux ganglions parotidiens, mastoïdiens et sous-maxillaires, était entouré de tumeurs secondaires dont quelques unes volumineuses. L'ulcération était vaste et profonde. L'os maxillaire même était en partie détruit. Et tout le côté droit du cou, si horriblement désorganisé, que les médecins ne s'expliquaient pas comment le malade pouvait survivre. Celui-ci avait l'impression parfois que du pus cancéreux pénétrait dans la bouche. Pour se nourrir, il avalait difficilement un peu de lait et de bouillon, et, avec beaucoup d'efforts, de la purée de légumes. Cependant le mal continuait son œuvre. L'odeur cancéreuse devenait plus repoussante, la douleur plus intolérable, la suppuration plus abondante et les hémorragies chaque jour plus fréquentes et plus dangereuses.

Un jour, après une de ces hémorragies, encore plus grave que les précédentes, les médecins accourus crurent que le drame touchait à son dénouement. Ils dirent aux parents du malheureux patient : « Il est de notre devoir de vous prévenir que le malade peut s'en aller d'un moment à l'autre, sinon par hémorragie, au moins par phlébite ; car il est vraiment surprenant que l'infection cancéreuse, n'ait pas encore atteint un seul des principaux vaisseaux sanguins, les seuls qui restent. Ayez donc toujours sous la main, une provision d'eau oxygénée, pour arrêter les pertes de sang. C'est tout ce que vous pouvez faire. Et ce ne sera pas long. »

Le malade affaibli, cachectique, exsangue et cruellement torturé par le mal rongeur, devait attendre, immobile sur son lit de douleur, que la mort vint mettre fin à ses souffrances.

C'est dans ces circonstances que sa fille désespérée apprit d'une parente que je possédais, contre le cancer, un spécifique qui faisait merveille. Elle vint me trouver et me pria de lui livrer le précieux remède. Aux renseignements qu'elle me donna, je ne pouvais concevoir la moindre espérance. Par pitié, je lui remis cependant un litre du liquide demandé. Et le soir même on s'en servait pour faire des lavages et appliquer des compresses.

Comme par miracle, les hémorragies cessèrent. Plus de douleur, plus d'odeur cancéreuse. Quand on vint me retrouver, j'eus de la peine à croire à un résultat si extraordinaire. Je livrai encore six litres de liquide, avec recommandation pressante de renouveler fréquemment les compresses, en attendant qu'il me fût possible de me rendre auprès du malade. Les compresses furent en effet renouvelées de sept à dix fois par vingt-quatre heures, la nuit comme le jour. Cela permit au malade de reprendre des forces.

Quand je le vis, j'eus aussitôt la conviction que

tout danger immédiat avait disparu : je lui permis de se lever.

Quélque temps après, il promenait en ville, allait rendre visite à ses amis, et quelquefois même parcourait une distance de plusieurs kilomètres pour aller respirer l'air des champs. Il se crut sauvé et se mit à faire des projets pour le jour où il serait complètement guéri.

Il ne devait pas guérir.

Les tumeurs peu à peu furent mortifiées, désorganisées, vidées, éliminées ; mais toujours l'ulcère resta béant : le sang, toujours aussi pauvre, ne put fournir les matériaux pour la réparation.

Cet homme mourut huit mois après, guéri du cancer, mais anémié et cachectique.

Il y a aussi des cancers à marche très rapide qui ne pourront jamais probablement être guéris, quand ils seront en voie de généralisation. Dans ce cas, je le crains, le mal bien souvent aura plus vite fait de tuer le malade, que le remède de détruire le mal.

Quant aux cancers intérieurs proprement dits, je n'en puis rien dire encore. Je n'ai fait aucune expérience : je n'en avais pas le droit.

Mais nous verrons comment on peut les atteindre et les traiter, quand nous aurons une clinique et les appareils nécessaires.

En attendant, que les malades veuillent bien se contenter de ces explications. Je les prie de vouloir bien considérer qu'il m'est impossible de faire une réponse particulière à chaque demande de renseignement. Ceux d'entr'eux qui sont pressés de savoir quel jour ils pourront être admis à commencer le traitement, n'auront qu'à indiquer dans leur première lettre :

1° L'âge du malade ;

2° Son état général de santé ;

3° Date de l'apparition de la tumeur ;

4° Son siège ;

5° Son étendue ;

6° Les traitements déjà suivis.

Par retour du courrier, on leur dira ce qu'il y a à faire, et quelles sont les chances de guérison. Mon médecin sera prévenu.

A. DUPUY,
Curé de Salles-Adour
(Hautes-Pyrénées).

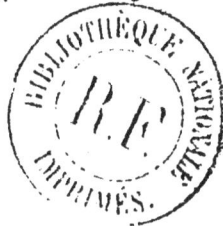

Imprimerie St-Joseph, 24 (bis) rue Eugène-Ténot, Tarbes.

Le gérant :

IMPRIMERIE SAINT-JOSEPH, 24 (bis), RUE EUGÈNE TÉNOT, TARBES.

www.ingramcontent.com/pod-product-compliance
Lightning Source LLC
Chambersburg PA
CBHW070753220326
41520CB00053B/4324